IDÉES

SUR

LE CHOLÉRA-MORBUS.

PARIS, IMPRIMERIE DE A. BELIN,
rue des Mathurins S.-J., n. 14.

IDÉES

SUR

LE CHOLÉRA-MORBUS

PAR

LE Dʳ Sextius FERAUD.

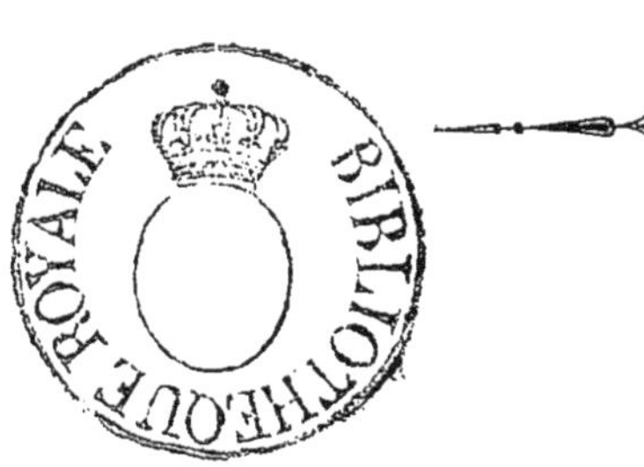

PARIS,

THÉOPHILE BARROIS père et BENJAMIN DUPRAT,
RUE HAUTEFEUILLE, 28.

1832.

AVERTISSEMENT.

Le 26 avril, ayant appris l'arrivée,
à Paris, de M. le docteur Giraud, en-
voyé par la chambre de commerce de la
ville de Marseille, pour observer l'épidémie de 1832, je lui adressai une lettre
sur le choléra-morbus. Entraîné par l'in-
térêt du sujet, je dépassai les limites
que je m'étais d'abord tracées, et me
laissant aller aux réflexions que m'avait
suggérées ma pratique médicale, je com-
posai la Dissertation que je livre au
public.

Au moment où tant d'ouvrages ont
été publiés sur la maladie qui exerce encore ses ravages en France, nous ne nous
serions pas hasardé à en augmenter le

nombre, si nous n'avions cru pouvoir
présenter quelques idées utiles. Nous
avons passé en revue les diverses opinions ; et laissant de côté les hypothèses
plus ou moins ingénieuses avec les-
quelles on prétendait expliquer la maladie, nous nous sommes attaché aux
faits, et, sur ce fondement, nous avons
établi une doctrine qui nous paraît
rationnelle.

Peut-être un jour, dans un traité
plus complet du choléra, pourrons-nous
préciser davantage quelques points qui
sont restés douteux. Ce que nous donnons aujourd'hui n'est qu'une esquisse.

IDÉES

sur

LE CHOLÉRA-MORBUS.

Considérations générales.

Le choléra-morbus est une maladie si extraordinaire par son mode d'apparition, son développement rapide et les symptômes qui la caractérisent, que nous n'osions ajouter foi aux descriptions les plus précises qui nous en étaient données. Les opinions des auteurs sur la nature de cette maladie étaient tellement contradictoires qu'il nous était aisé de prévoir beaucoup d'incertitude pour le traitement, lorsque cette épidémie se déclarerait en France. Une commission, chargée par l'autorité supérieure de faire connaître les principaux moyens à employer pour se

garantir du choléra et pour porter secours à
ceux qui en seraient atteints, rédigea une
instruction d'après les renseignemens re-
cueillis dans les pays que l'épidémie avait
déjà parcourus, et où on ne lui avait opposé
que la médecine des symptômes les plus sail-
lans. Aujourd'hui que nous avons le triste
avantage d'étudier chez nous cette maladie,
nous reconnaissons que les excitans, loin
d'être infaillibles, sont souvent dangereux.
Les auteurs de l'instruction populaire modi-
fient actuellement leur médication, et ne
donnent plus, d'une manière exclusive, les
stimulans qu'ils préconisaient. Mais quoique beaucoup de médecins aient renoncé au
traitement excitant, ils diffèrent entre eux
de sentiment sur la nature de l'épidémie et
les moyens curatifs. Jamais on ne pourra
espérer que le jugement de tous soit uniforme, surtout pour une maladie dont l'es-
sence nous est tout-à-fait inconnue.

De la contagion.

Les contagionistes n'ont pas manqué, dans le principe, de nous dire que le choléra n'arrivait que par voie de communication. Les Russes venant de Perse l'auraient, selon eux, apporté en Russie, et de là à Varsovie. Mais dès qu'il eut pris une marche par sauts et par bonds, qu'il se fut transporté à Vienne, malgré le cordon sanitaire autrichien ; qu'il se fut déclaré inopinément en Prusse, se jouant des précautions prises par ce gouvernement ; qu'il fut venu en Angleterre et ensuite à Paris, sans léser les pays intermédiaires, les contagionistes étonnés gardèrent le silence. M. le professeur Broussais, dans sa première leçon, cite des faits qui tendraient à faire admettre la propagation par voie de communication, et des expériences qui rejettent toute idée de contagion. Ainsi la question de contagion et de non-contagion reste incertaine. Elle ne sera résolue que quand, transportant loin du lieu infecté les matières des cholériques, on fera

des essais sur des personnes pusillanimes ;
car celles qui, jusqu'à présent, se sont sou-
mises volontairement aux expériences, n'é-
taient pas dans les conditions favorables pour
recevoir l'influence morbide. De ce qu'un
homme aurait communiqué avec une femme
affectée de syphilis sans la contracter, vou-
drait-on en conclure que cette maladie n'est
pas contagieuse ?

Celui qui vit dans la même atmosphère,
qui communique fréquemment avec des
cholériques, est plus disposé à avoir la maladie, sans que pour cela il y ait contagion.
Car il est naturel de croire qu'en se soumet-
tant aux mêmes influences, on éprouvera les
mêmes effets. Il resterait à déterminer quelles
sont les circonstances qui favorisent le développement de l'épidémie ; et, sur cette question, nous sommes encore réduits aux con-
jectures.

Opinions diverses.

L'aspect cadavéreux des cholériques a fait penser que l'air manquait d'oxigène, et que la végétation seule était capable de faire cesser ce fléau. D'autres croyaient qu'il y avait dans l'air atmosphérique des matières hétérogènes. La chimie a promptement anéanti des opinions qui seraient devenues bases de théorie. De l'air a été pris dans les divers quartiers de Paris; analysé par des chimistes habiles, on a trouvé que, sur cent parties, il contenait soixante-dix-neuf d'azote et vingt-et-une d'oxigène. L'atmosphère ne peut être composée d'un air plus respirable; le ciel n'a jamais été plus beau, et les rues de Paris n'ont jamais exhalé d'odeurs moins infectes.

On a encore abandonné cette opinion pour accuser nos alimens. Des analyses chimiques, assure-t-on, ont fait connaître la présence du cuivre dans beaucoup de viandes de boucherie, principalement dans le bœuf. Quoiqu'en petite quantité, ce métal, uni à nos acides, pourrait être nuisible et donner lieu aux symptômes du choléra, puisqu'ils offrent de l'analogie avec ceux de l'empoisonnement; mais il nous semble qu'il suffit de tant soit peu de réflexion pour voir que cette opinion n'est pas plus fondée que les précédentes. En effet, s'il en était ainsi, l'épidémie aurait sévi avec plus d'intensité sur les personnes qui se nourrissent principalement de substances animales, et aurait épargné celles dont la nourriture est entièrement végétale. Les faits démentent cette assertion, puisque la classe la plus pauvre de Paris a été bien plus atteinte que la classe aisée ; et dans quelques campagnes, où les habitans se nourrissent presque exclusivement de végétaux, on a vu le choléra sévir avec la plus grande intensité.

Des hommes d'imagination ont supposé que l'air était rempli d'insectes imperceptibles, capables de propager le fléau. Cette hypothèse ne mérite pas d'être discutée.

On n'a point jusqu'à présent donné d'explication plausible de l'invasion du choléra. Cependant si nous portons nos regards derrière nous, dans les pays que l'épidémie a déjà parcourus, nous remarquerons de nombreuses variations barométriques et thermométriques, variations qui peuvent être exactement les mêmes à diverses températures. Elles seront toujours plus nombreuses et plus sensibles à nos sens aux changemens de saison. C'est sans doute pour cette raison que le choléra apparaît de préférence aux équinoxes et aux solstices. Aux approches du printemps, nous avons, à Paris, vu le baromètre monter, descendre, rester quelque temps à pluie, sans que nous eussions le temps qu'il indiquait; le thermomètre variait également beaucoup. Or, je pense que si en tous pays on a bien tenu compte de ces changemens, de la direction des vents et de tout ce qui a rapport à la météorologie, science trop négligée depuis quelque temps en médecine, on pourrait un jour démontrer mathématiquement la cause créatrice de l'épidémie qui, en ce moment, occupe tant de savans. Alors, si on ne pouvait prévenir une invasion, connaissant bien la topographie d'un pays, les habitudes, l'industrie et la manière de vivre des habitans, il ne serait pas impossible d'atténuer les attaques de ce redoutable fléau.

Causes prédisposantes.

Le plus ou moins d'électricité et les changemens de l'atmosphère doivent, selon nous, modifier particulièrement les fonctions de la peau. La transpiration, souvent supprimée, répercutée, anéantie même, troublera l'harmonie de nos organes. L'émonctoire cutané ne pouvant plus débarrasser l'économie d'une humeur excrémentitielle, un autre organe y suppléera nécessairement. La physiologie, en nous apprenant que la membrane muqueuse intestinale est liée plus étroitement par les sympathies avec l'organe primitivement influencé par les variations indiquées ci-dessus, sera sans doute plus ou moins affectée selon l'idiosyncrasie des individus, et selon qu'ils se seront exposés aux causes occasionelles des affections gastriques. Ainsi, celui qui aura l'avantage de jouir d'une harmonie parfaite des organes, qui n'aura jamais eu des maladies des viscères abdominaux, qui vivra sobrement, courra des chances plus favorables. Celui qui, au contraire, aura une gastrite, une entérite, une iléo-colite ou une hépatite chroniques, verra, sous le moindre écart de régime, survenir des symptômes de choléra. Se trouveront dans la même catégorie les personnes sujettes aux coliques, aux affections vermineuses, et les convalescens. Le sexe féminin a été d'abord moins exposé, parce qu'il se fait mensuellement une évacuation qui débarrasse l'économie d'une partie nuisible; mais si les règles s'arrêtent ou coulent moins que d'habitude, les femmes se trouveront dans une position inverse. C'est pour cela que l'épidémie a sévi avec tant d'intensité sur les blanchisseuses dont la profession oblige à avoir presque constamment les mains dans l'eau. Les exutoires ne sont point préservatifs. Cependant nous devons conseiller aux personnes qui portent des cautères ou des vésicatoires d'obtenir une suppuration plus abondante pendant l'épidémie; les supprimer à cette époque, serait d'une imprudence inexcusable.

Causes déterminantes.

Je donnerai en première ligne, comme cause déterminante, la suppression de la transpiration plusieurs fois répétée, ensuite les excès du coït, parce qu'ils privent l'économie d'un fluide précieux, et qu'ils centralisent les forces. Les femmes publiques, ne participant pas à l'acte, devront être exceptées. L'usage immodéré des boissons alcooliques et fermentées, du thé, du café, peut déterminer cette maladie, ainsi que l'habitation des lieux humides, mal aérés, une mauvaise alimentation et la privation, de même que la nourriture trop succulente, les repas trop copieux, les uns en affaiblissant les forces, les autres en surexcitant les voies digestives. Les affections morales joueront également un grand rôle dans la maladie que nous traitons, puisqu'elles centralisent les forces. Les chagrins, la tristesse, et surtout la terreur qu'inspirent les entretiens sur cette épidémie, agissent fortement sur les viscères abdominaux.

Prodrômes.

Il est donc une cause que l'on ne peut éviter, à moins de fuir dès que le choléra-morbus s'est déclaré dans un lieu. Tous, sous l'influence des variations atmosphériques, sont plus ou moins exposés; aussi voit-on une infinité d'affections présenter des symptômes de cette maladie qui a détruit une partie de la population de Paris. Beaucoup de personnes éprouvent une altération du goût, ont la bouche pâteuse, la langue large et pâle; d'autres présentent tous les symptômes d'un embarras gastrique; céphalalgie sus-orbitaire, bâillemens, langue saburrale, nausées; d'autres enfin, sans précisément être attaquées par l'épidémie, ont un vomissement sans autre suite fâcheuse, mais pour lesquels il faut être en garde; car la plupart des cholériques ont éprouvé, avant la première attaque, un trouble, un dérangement, et disaient qu'*ils n'étaient pas dans leur assiette ordinaire.*

2

Description.

Au début de l'épidémie, quand on rencontrait, au lieu de malades, des cadavres animés, on ne pouvait fixer ses idées sur cette maladie nouvelle pour nous. Ce n'est que quand elle s'est affaiblie qu'on a pu l'étudier. Ainsi prenons-la au premier dérangement qui se manifeste, pour la suivre dans ses effets les plus terribles.

La peau présente des alternatives de moiteur et de sécheresse. Elle est plus fréquemment froide. Les veines superficielles sont moins apparentes. On remarque sur les mains et la figure, parties habituellement à découvert, une teinte particulière, comme si le hâle des chaleurs les avait brunies; la langue, miroir de la muqueuse gastrique, est pâle, couverte d'une mucosité épaisse, quelquefois sans qu'il y ait même de sensibilité à l'épigastre; souvent un peu de chaleur pendant la digestion, et très-fréquemment une douleur vive vers l'ombilic. Les liquides se digèrent difficilement. Il survient des bor-

borygmes. Les selles, qui étaient sèches, dif-
ficiles à expulser, deviennent plus faciles. On
s'en félicite. Quelquefois elles sont évacuées
avec une grande quantité de gaz. L'on se
trouve bien après; on s'observe moins, et
bientôt survient le groupe effrayant des
symptômes du choléra.

Les forces se centralisent, et, comme la
digue d'un vaste réservoir qui se brise, les
fluides s'écoulent avec une promptitude extrême. Les premiers vomissemens peuvent
contenir des alimens, les autres sont liquides
et muqueux. Les selles, d'abord avec excré-
mens, sont vertes, liquides, légèrement tein-
tes en jaune, ensuite muqueuses et de plus en
plus fétides. Ces évacuations sont quelquefois précédées d'un bouleversement général,
d'une chaleur à l'épigastre ou à la région
ombilicale, rarement au-dessous. Elles produisent un soulagement momentané, qui
engage quelques malades à les provoquer;
mais bientôt elles sont suivies de phénomènes
bien remarquables, que nous allons essayer
de tracer.

Comme nous l'avons déjà dit, les fonctions
de la peau sont perverties. La muqueuse intestinale s'est chargée de porter au dehors le
liquide fourni par la transpiration cutanée.
L'orifice des vaisseaux exhalans reste béant,
et une exsudation couvre la muqueuse intestinale, tantôt vers une seule région, l'estomac, les intestins grêles ou bien les gros intestins ; tantôt deux de ces divisions en même
temps, d'autres fois la totalité du tube digestif. On conçoit alors quelle centralisation des
forces il doit y avoir, et le désordre qui ré-
sultera d'un trouble pareil. Il sera facile de
se rendre compte de la prostration des forces,
du sentiment d'anéantissement qu'éprouvent
les malades. Nous ne serons pas surpris de la
sécheresse de la peau, de son peu d'élasticité
et de son refroidissement ainsi que de celui
de la langue. La coloration de la peau, jaune,
violette ou livide, dépend du tempérament,
et de l'embonpoint du sujet. Par exemple,
chez l'homme brun, elle s'approchera davantage du noir ; chez la femme lympha-
tique, du jaune. Nous avons fait transpor-

ter à l'hôpital Saint-Louis une femme qui prit, en l'espace de quelques secondes, une couleur jaune citron.

Les fluides étant appelés de tout point, on comprendra pourquoi, la circulation se ralentissant, les veines superficielles ne sont plus apparentes; pourquoi les saillies musculaires se trouvent plus prononcées par la diminution du fluide contenu dans le tissu cellulaire; pourquoi les cheveux, chez la femme, conservent mieux la frisure par la sécheresse du cuir chevelu; pourquoi les liquides épanchés dans les séreuses disparaissent; pourquoi la vessie urinaire est dans l'état de vacuité, la vésicule biliaire sèche, les fosses nasales ne sont plus lubréfiées; enfin on comprendra pourquoi le globe de l'œil est retiré au fond de l'orbite, diminué de volume et comme atrophié. La circulation du sang étant ralentie, insensible, et même nulle, la respiration sera peu marquée, parce que l'organe pulmonaire, destiné à vivifier le sang veineux, n'en aura presque plus à métamorphoser en sang artériel.

Cette période de la maladie, appelée *al-gide*, ne pourra, par la réunion des symptômes qui offrent tant de similitude avec ceux de l'asphyxie, se prolonger long-temps, et sans le secours de la médecine il n'y a pas d'espoir de salut possible.

Il nous reste à expliquer les phénomènes de l'appareil cérébro-spinal. Pour cela, il suffit d'admettre qu'une partie des mucosités déposées sur la muqueuse du tube digestif est absorbée. Mêlée avec la masse du sang, elle vient exciter à sa manière le cerveau, la moelle épinière ou le grand sympathique. On sait quel désordre occasione en toute maladie l'absorption d'une matière excrémentitielle : dans celle-ci on ne sera plus alors étonné de voir survenir des tintemens d'oreilles, des étourdissemens, des douleurs plus ou moins vives, des mouvemens spasmodiques, une inquiétude générale qui engage le malade à se déplacer ; il veut se découvrir ; les briques chaudes, les boules d'eau qu'on place dans son lit l'agacent ; il éprouve un sentiment de brûlure, sans pou-

voir se réchauffer ; des crampes plus ou moins
pénibles surviennent. Une pression autour
de la poitrine est probablement produite par
la contraction spasmodique des fibres du
diaphragme. Le frémissement du cœur sera
également attribué à l'irritation des nerfs
qui se distribuent dans les fibres du princi-
pal agent de la circulation.

Cette dernière série de symptômes devra
manquer quand il n'y aura pas eu absorption de cette matière excrémentitielle dépo-
sée en abondance sur la muqueuse intestinale. On la rencontrera toujours quand les
prodrômes du choléra auront existé plusieurs
jours avant l'attaque, et que les malades auront continué un régime excitant. Elle se
présentera fréquemment dans les rechutes,
et rarement dans le choléra d'emblée. Aussi
trouvons-nous des cholériques souffrir beaucoup, et d'autres peu, suivant que l'absorption aura produit plus ou moins d'irritation
sur le système nerveux. Les uns poussent des
cris plaintifs, d'autres des hurlemens ; il survient quelquefois du délire, et le choléra

peut se terminer par une fièvre cérébrale. Quand le cerveau n'est pas attaqué, les facultés intellectuelles restent libres et ne s'évanouissent qu'avec la vie.

Mais si, dès les premiers signes avant-coureurs du choléra, on a donné des soins aux malades, et qu'on soit parvenu à faire rentrer les organes dans le rhythme normal, ou si la médication a seulement empêché la maladie d'aller plus loin, et que celle-ci se borne à des nausées, des coliques et à un peu de dévoiement, vous ne pourrez la désigner que sous le nom de *cholérine*, qui nous offre aussi, mais en diminutif, les troubles de l'appareil nerveux. Cette dénomination, qu'on a qualifiée de *fiche de consolation*, ne fait pas sentir toute l'importance du service rendu par le médecin ; mais elle rassure les esprits, et dès lors l'intention qui la fait employer est louable.

N'oublions point de dire que l'irritation, limitée aux intestins grêles, pourrait plus que toute autre rester quelque temps à l'état occulte, pour se montrer tout à coup avec les symptômes les plus graves. Ce genre de choléra, qui atteint ainsi, dès l'invasion, la période la plus élevée, a été nommé *choléra d'emblée*. Il est presque toujours mortel, parce que les moyens thérapeutiques ne peuvent être appliqués immédiatement sur la partie malade, la seule sur laquelle on puisse espérer agir, puisque, à l'inverse des autres affections morbides, la partie lésée est, dans le choléra, l'*ultimum moriens*.

Marche et durée.

Les phénomènes principaux font admettre dans le choléra quatre périodes : les évacuations caractérisent la première; les crampes, la seconde. Le refroidissement et la teinte livide des tégumens, qui établissent la troisième, ont fait donner, tant à cette période qu'à la maladie elle-même, les épithètes d'*algide* et *bleue*. La réaction constitue la quatrième période. Dans la description de la maladie, en indiquant une succession de gravité, nous n'avons pas prétendu dire que le choléra suivait toujours une gradation

pareille dans sa marche. Tantôt lent dans sa
première période, il parcourt les autres avec
une extrême rapidité. Quelquefois, du symp-
tôme le plus léger, il parvient subitement au
dernier degré d'intensité. D'autres fois deux
périodes se confondent par la réunion de
leurs symptômes. Si on arrive à la réaction
du mieux, la chaleur de la peau reparaît,
la circulation se rétablit, et une transpiration plus ou moins abondante a lieu. Mais
la terminaison funeste a aussi sa réaction.
La transpiration n'est pas en rapport avec la
témpérature de la peau, la cyanose fait des
progrès, les pulsations des artères sont irré-
gulières, la respiration est pénible, et les
facultés intellectuelles troublées finissent par
s'éteindre.

On a dit que le choléra était, pour sa durée, circonscrit dans des limites très-étroites
que, livré à lui-même, il ne dépassait pas
le troisième jour. Nous croyons, au contraire
qu'il peut se prolonger davantage, attendu
qu'il ne met pas une égale célérité dans cha-
cune de ses phases. S'il débute par la période

algide, le malade, certainement, ne pourra résister long-temps, puisque quelques heures suffisent pour causer la mort. Mais s'il survient assez de réaction pour diminuer la gravité des symptômes, il pourra se prolonger plus de huit jours. A cette sorte de stagnation plus ou moins longue succèdent les signes non équivoques d'une issue fâcheuse, sans qu'on puisse avec fondement dire que c'est une rechute. L'agonie varie également beaucoup. Enfin cette maladie est aussi surprenante par l'irrégularité de ses phases que par la marche capricieuse de sa propagation.

Nécropsie.

A la première inspection du cadavre, on ne croirait pas que la mort a été si prompte. La peau est jaune, violette, bleue et même noire, suivant l'idiosyncrasie des individus. Les yeux sont caves, les joues creuses, les saillies musculaires en général très-prononcées ; leur tissu est ferme comme s'il y avait encore contraction. Les ganglions lymphatiques sont quelquefois engorgés, et on en a trouvé en pleine suppuration quand la maladie s'était prolongée. Les altérations du cerveau, de la moelle épinière et de leurs annexes sont loin d'être en rapport avec les troubles de l'appareil nerveux ; à peine si on y rencontre un peu de sérosité et de rougeur. L'examen des viscères thorachiques ne fait point soupçonner dans les poumons le siége de la maladie. La bouche n'offre rien de remarquable. Le pharinx est parfois rouge, ainsi que l'œsophage. L'estomac paraît quelquefois sans altération ; d'autres fois sa membrane muqueuse est ramollie sans rougeur, et souvent arborisée par la couleur noire des vaisseaux ; dans quelques cas elle est d'un rouge plus ou moins foncé et même noirâtre. Le duodénum présente des lésions analogues.

Les altérations morbides sont toujours plus remarquables dans les intestins grêles. Rougeur plus vive, injection plus marquée, boursoufflement de la muqueuse, granulations sensibles au toucher et même à l'œil nu, existence de fausses membranes, ulcérations, escarres et destruction complète de la membrane interne : voilà les désordres que l'on rencontre le plus communément chez les cholériques. Les autres intestins n'offrent pas, à beaucoup près, des altérations aussi grandes. On trouve quelquefois, dans le tube digestif, des vers ascarides ou lombricoïdes, dont l'existence avant la maladie a fait indiquer comme cause prédisposante, et que nous pouvons aussi considérer comme le produit des mucosités.

Quoique les parties organiques semblent ne plus jouir de vitalité avant la mort, les sujets se putréfient tardivement, à cause de la quantité minime de liquides qu'ils renferment encore.

Traitement.

Aux caractères frappans d'asphyxie que présente le choléra, les praticiens ont cru que les stimulans et les irritans étaient les seuls moyens à employer. Les infusions chaudes de menthe, de thé, de camomille, l'alcali volatil, l'acétate d'ammoniaque, préconisés par les étrangers, ont, au début de

l'épidémie, été prescrits à Paris. Les médecins français ont mis leur esprit à la torture
pour créer une infinité de médications sti-
mulantes et chimiques. Aucun spécifique
n'ayant été découvert, ils ont répudié cette
médecine des symptômes pour revenir à un
traitement physiologique. Ils ont considéré
la maladie d'après les résultats cadavériques,
qui nous montrent des traces de phlogose
sur le tube digestif : pouvant alors expliquer
les symptômes caractéristiques du choléra
par la centralisation des forces vitales, ils
ont cherché quels seraient les moyens thérapeutiques les plus capables de répartir les
forces d'une manière uniforme dans l'économie.

Les affusions d'eau froide, en rétractant
la peau, éveillent le sentiment et la dispo-
sent à recevoir l'influence des fumigations.
Ces dernières pénètrent de calorique l'organe
cutané et favorisent ainsi la circulation du
sang. Nous devons mentionner, en cette oc-
casion, l'appareil de Jekill, capitaine de la
marine de Londres, confectionné par M. De-

lcuil, opticien, rue Dauphine, n° 24. Il se
compose d'une chaudière, les tuyaux et rac-
cords, réservoir à vapeur, une enveloppe en
coutil, un peignoir, une chaise et un petit
tabouret à claire-voie, un cerceau et trois
pieds brisés pour les rendre plus portatifs.

On remplit la chaudière d'eau jusqu'aux
deux tiers, et on la pose sur un trépied dans
une cheminée. Après avoir ajusté tous les
bouts, on les adapte d'une part à la chaudière, de l'autre au réservoir à vapeur placé
sous une chaise sur laquelle on fait asseoir le
malade. Celui-ci pose les pieds sur le tabouret ; on met ensuite le cerceau portant sur
trois pieds, et on tend l'enveloppe. Dans l'intérieur du réservoir est un double fond, percé
comme une écumoire, qui est destiné à recevoir les plantes aromatiques, le camphre
ou le soufre, et qui se trouvent traversés par
a vapeur.

Cet appareil a l'avantage, sur les autres du
même genre, de chauffer immédiatement les
pieds, de les tenir à une température plus
élevée que le reste du corps, et de pouvoir

graduer la chaleur à volonté, à l'aide d'un robinet placé sous l'enveloppe ou en dehors, suivant que le malade est en état ou non de pouvoir le faire agir. En quelques minutes on peut, par ce bain à vapeur, obtenir une température de trente à quarante degrés.

Dès que la circulation est sensible, il faut saigner. La saignée générale agit promptement. Faite loin du centre, elle active la circulation et répartit les forces à l'extérieur; elle débarrasse la masse du sang d'une portion de cette matière nuisible que nous avons supposée être absorbée. C'est dans cette double intention qu'elle est employée dans quelques cas d'empoisonnement; mais il serait inutile d'ouvrir la veine quand la circulation est suspendue, puisque les artères elles-mêmes ne donnent pas de sang.

L'application des sangsues diminue l'irritation interne, la déplace et met la partie qui est piquée dans les dispositions les plus favorables pour lui faire reprendre ses fonctions. La circulation capillaire tend à se rétablir par l'effet de succion. Les sangsues à l'anus agissent plus immédiatement sur les viscères gastriques, en désemplissant le système de la veine porte par les vaisseaux hémorrhoïdaux. Si on ne peut se procurer des sangsues, on y supplée par l'application des ventouses scarifiées, qui produisent à peu près le même résultat.

Les sinapismes excitant la sensibilité cutanée de la partie où ils sont appliqués y appellent les fluides et favorisent l'irradiation des forces.

Les frictions sont avantageuses et réussissent bien pendant que le malade est dans le bain à vapeur. On les commencera avec une brosse douce jusqu'à ce qu'on ait obtenu de la rubéfaction ; ensuite il ne faudra employer qu'un morceau de flanelle imbibée d'un liniment camphré ou opiacé, s'il y a crampes, et ne pas frotter en tous sens, comme on a l'habitude de faire, mais seulement selon le trajet des nerfs, de haut en bas. La main nue, passée après dans la même direction, adoucit et calme d'une manière surprenante les souffrances. Nous avons dirigé et pratiqué

nous-même ces sortes de frictions sur une
femme qui disait : *Vous m'enlevez chaque
fois une partie de mes douleurs.*

Pendant la maladie, et non au début, les
vésicatoires pourront être utiles ; mais leur
utilité sera bien plus grande chez les convalescens qui conservent des symptômes nerveux du choléra ou qui présentent des ganglions lymphatiques engorgés. Il est parfois nécessaire de les faire saupoudrer de
camphre.

Quant au traitement interne, nous avons
dit plus haut qu'on avait, dans le commen-
ment, administré les boissons chaudes, exci-
tantes et aromatiques; mais on n'a pas tardé
à s'apercevoir qu'elles augmentaient presque
toujours les vomissemens. Les malades de-
mandaient instamment qu'on leur donnât
de l'eau froide. On a cédé à leurs désirs, et
il a été facile de reconnaître que les boissons
froides convenaient beaucoup mieux. On a,
d'après cet essai, donné de la glace en mor-
ceaux, et, peu de temps après son ingestion,
on a vu les vomissemens cesser, la lividité de

la peau diminuer, la chaleur revenir et la transpiration reparaître. La glace est un répercussif qui, pinçant l'orifice des vaisseaux exhalans, agit par sympathie inverse sur l'organe cutané. Ce dernier, reprenant ses fonctions, se met bientôt en équilibre avec la membrane muqueuse du tube digestif.

Mais avec la glace prise par la bouche on n'obtiendra un pareil résultat que quand l'estomac et le duodénum seront seuls lésés. Si on soupçonnait le colon et le rectum affectés, il conviendrait, d'après ce que nous venons d'observer et d'expliquer, de donner l'eau à la glace en lavement. Ce moyen, très-efficace dans ces deux cas, deviendra insuffisant quand l'altération siégera seulement dans le jéjunum et l'iléon, parce que la glace aura perdu sa propriété réfrigérante avant d'arriver dans ces deux intestins. Alors par quels moyens thérapeutiques pourrons-nous la remplacer? Ils ne sont pas nombreux, et nous ne voyons que les acides qui puissent raisonnablement être employés, car ils ne perdent pas facilement leur propriété astringente, et ont en outre l'avantage de pouvoir neutraliser les mucosités amassées sur la membrane interne des intestins. Les autres moyens antiseptiques, tels que le charbon, manquent des précieux avantages que nous avons reconnus à la glace et aux acides. Ils ne pincent point l'orifice des vaisseaux exhalans, et leur effet chimique tend peut-être à aggraver la phlogose du tube digestif. Nous n'avons pas assez de confiance à la vertu astringente du ratanhia, du cachou et du simarouba pour les recommander, tant que les substances froides et acides resteraient inefficaces. Les astringens pourraient, si on insistait trop long-temps sur leur emploi, finir par déterminer une irritation d'un autre genre qu'il serait difficile de combattre. C'est pourquoi nous conseillons de les suspendre dès que l'effet désiré a été produit, pour y revenir bientôt, après avoir administré des adoucissans.

L'ipécacuanha ne pourra convenir que dans les prodrômes, quand il n'y a pas de douleur à l'épigastre ni à la région ombilicale, lorsque le malade n'a pas beaucoup ressenti de borborygmes, quand la langue sera couverte de mucosités épaisses. Mais il faudra être d'une prudence extrême, et donner, immédiatement après, les adoucissans, poser les sangsues à l'épigastre, et tenir des cataplasmes émolliens sur le bas-ventre. Ce n'est qu'ainsi qu'on pourrait prévenir ou faire avorter l'irritation occasionée par un vomitif. Une évacuation, provoquée de la sorte, débarrasserait l'estomac des mucosités que nous avons dit y être amassées. Il est vrai qu'elle aurait l'inconvénient d'y attirer les fluides ; mais ces derniers venus seraient moins dangereux s'ils étaient absorbés. Du reste, l'épicacuanha accroît fréquemment, par sa manière d'agir, l'action de l'organe cutané. Souvent, après l'administration de ce vomitif, on voit survenir une transpiration abondante. Les purgatifs conviennent plus rarement encore. Sachant combien il faut se méfier de tous les moyens qui peuvent augmenter la centralisation des forces à l'épigastre, nous ne disons pas qu'il soit néces-

3.

saire de les administrer, et ne pouvons cependant les rejeter d'une manière exclusive.

On ne pourra se dispenser d'employer les opiacés à l'intérieur et à l'extérieur, toutes les fois que les symptômes nerveux auront resisté au traitement général. Les lavemens avec la décoction de pavot arrêtent très-bien les selles dans les cas peu graves.

Les amers pourront être avantageux dans les convalescences ; la quinine surtout sera employée avec succès quand les symptômes restant de la maladie présenteront des intermittences ou des rémittences bien prononcées, et qu'on ne soupçonnera aucune irritation sur le tube digestif. Si l'estomac était encore douloureux et qu'il parût indispensable d'administrer ce médicament, il conviendrait mieux de le donner en lavement, parce qu'on se rendrait plus facilement maître de l'irritation accidentelle de la portion inférieure du tube digestif que de celle de l'estomac qui, dans quelques cas, est d'une susceptibilité extrême. D'ailleurs, dans les pays où règnent endémiquement les fièvres intermittentes, il faudra bien avoir recours à ce puissant fébrifuge.

Convalescence.

On verra, d'après l'exposé ci-dessus, combien la convalescence doit être variable. En général, elle sera longue, mais plus longue pour celui qui aura présenté les symptômes nerveux, pour celui qui aura éprouvé des avant-coureurs de la maladie, et plus encore pour celui qui aura eu une rechute ou une complication. L'âge et le tempérament influent beaucoup sur la longueur de la convalescence. Les vieillards, s'ils ne guérissent promptement, languiront. Les personnes nerveuses ressentiront long-temps des douleurs spasmodiques. Les lymphatiques ne verront que lentement disparaître la faiblesse, la lassitude et le sentiment d'anéantissement. Les maladies chroniques dont on aura été précédemment affecté, ayant affaibli les forces vitales, la prolongeront. Quelquefois la convalescence d'une cholérine n'est pas plus courte que celle du vrai choléra. Le traitement ne peut influer sur la convalescence que par les conséquences qu'il peut entraîner. Il pourra survenir une gastro-entérite si on a trop insisté sur les toniques, une fièvre cérébrale si l'on a administré sans réserve les céphaliques, et le typhus est souvent consécutif au choléra. Alors les convalescens de deux maladies auront bien plus de peine à recouvrer la santé. Il importe donc beaucoup dans le traitement de n'employer que le moins possible les moyens capables d'occasioner les suites fâcheuses, d'être d'une grande sévérité pour le régime. Ses écarts ont causé plus d'une mort.

Cependant les forces des convalescens étant épuisées, on ne peut les tenir trop long-temps à la diète. Il faut d'abord ne permettre qu'une très-petite quantité d'alimens, commencer par quelques cuillerées de soupe à l'eau. Si elles passent, essayer la moitié d'un biscuit ou un jaune d'œuf, et augmenter graduellement la quantité. L'appétit des malades ne doit jamais servir de guide. Souvent les alimens ne causent aucune douleur dans l'estomac, et ce n'est que quelques heures après le repas que les souffrances se font sentir à la région ombilicale. Or, ici, on doit craindre une lésion grave des intestins grêles. Il faudrait, dans ce cas, nourrir les malades avec des lavemens gélatineux. On peut quelquefois acquérir la certitude qu'il existe vers le milieu du tube digestif une ulcération. Nous citerons à ce sujet l'exemple d'une femme qui, par écart de régime, eut une gastro-entérite des plus violentes, consécutive au choléra. Elle nous fit appeler un soir qu'elle éprouvait des douleurs déchirantes *dans les reins, comme si on lui arrachait quelque chose* (ce sont ses expressions). Cette femme rendit le lendemain, à l'aide d'un lavement émollient, une escarre de la grandeur d'une pièce de dix sous, avec des débris de fausses membranes. On doit donc, quand on soupçonne une grande altération du tube digestif, examiner les selles avec le plus grand soin. Comme trop de précipitation dans l'alimentation a fréquemment retardé le rétablissement, *il* vaut mieux pécher par excès de prudence.

On dira peut-être que nous donnons dans l'humorisme ou que nous faisons une médecine *mitigée*. N'importe. Souvent des idées les plus bizarres jaillissent des étincelles qui, recueillies par un médecin non systématique, servent à éclairer un point obscur de la science. Contribuer à ses progrès est notre seul désir, comme de diminuer le nombre des victimes de ce terrible fléau est la seule récompense que nous ambitionnions.

FIN.

LIBRAIRIE

DE

THEOPHILE BARROIS PÈRE ET BENJAMIN DUPRAT,

RUE HAUTEFEUILLE, N° 28.

EssAI sur les Maladies des Européens dans les pays chauds, et les moyens d'en prévenir les suites; ouvrage où il est traité du choléra-morbus indien; par Lind. 2 vol. in-12, br. Prix, 5 fr.

Observations sur les Maladies des Armées, dans les camps et dans les garnisons; par Pringle, in-8, br. Prix, 4 fr.

Description abrégée des Maladies qui règnent dans les armées, avec la méthode de les traiter; par Van Swieten. In-12, br. Prix, 1 fr. 50 cent.

Traité des Alimens, où l'on trouve la différence et le choix qu'on en doit faire; les bons et les mauvais effets qu'ils peuvent produire; leurs principes; les circonstances où ils conviennent; par Lemery. 3ᵉ édition, 2 vol. in-12, br. Prix, 5 fr.

EssAI sur les Alimens, pour servir de commentaire aux livres diététiques d'Hippocrate; par Lorry. 2 vol. in-12, br. Prix, 5 fr.

Traité théorique et pratique des Ulcères, par Bell; traduit de l'anglais sur la 7ᵉ édition, et augmenté d'observations sur les tumeurs blanches des articulations, par Bosquillon. In-8, br. Prix, 5 fr.

Élémens de Médecine de Brown, avec les commentaires de l'auteur et les notes du docteur Beddoes, traduits de l'anglais par Bertin. In-8, br. Prix, 6 fr.

Traité de l'Éducation corporelle des enfans en bas âge,
ou Réflexions pratiques sur les moyens de procurer
une meilleure constitution aux citoyens ; par Desessartz. 2ᵉ édition, in-8, br. Prix, 5 fr.

Recueil de Discours, Mémoires et Observations de médecine clinique, par Desessartz. (Inhumations préci-
pitées. — Topographie médicale du canton de Paris.
Salubrité des vents. — La musique considérée comme
moyen curatif. — Vaccine. — Essai sur le gaz animal.
— Moyen mécanique de faire la réduction d'une
vertèbre luxée. — Abus de l'administration du tar-
trite de potasse antimonié. — Séparation spontanée
du tibia et du péroné dans leur partie moyenne. —
Épidémie gastrique vermineuse. — Traitement de
l'hydropisie. — Lettre sur le salep. — Topique facile
dans les entorses. — Remède dans les contre-coups.)
1 vol. in-8, br. Prix, 5 fr.

Traité des Maladies des Enfans, par Underwood, traduit de l'anglais. In-8, br. Prix, 5 fr.

Traité sur les Ulcères des jambes, par Underwood.
1 vol. in-12, br. Prix, 2 fr.

Avis aux Mères qui veulent nourrir leurs enfans, par
Madame Le Rebours. 5ᵉ édition, in-12, br. Prix,
1 fr. 25 cent.

Campagne d'Afrique en 1830, par M. Fernel, chef de
bataillon de l'armée expéditionnaire. 1 vol. in-8, avec
un portrait du dey d'Alger, et un plan des travaux
de siége. Prix, 5 fr., et 6 fr. par la poste.

9 782013 546799